BEI GRIN MACHT SICH IHR WISSEN BEZAHLT

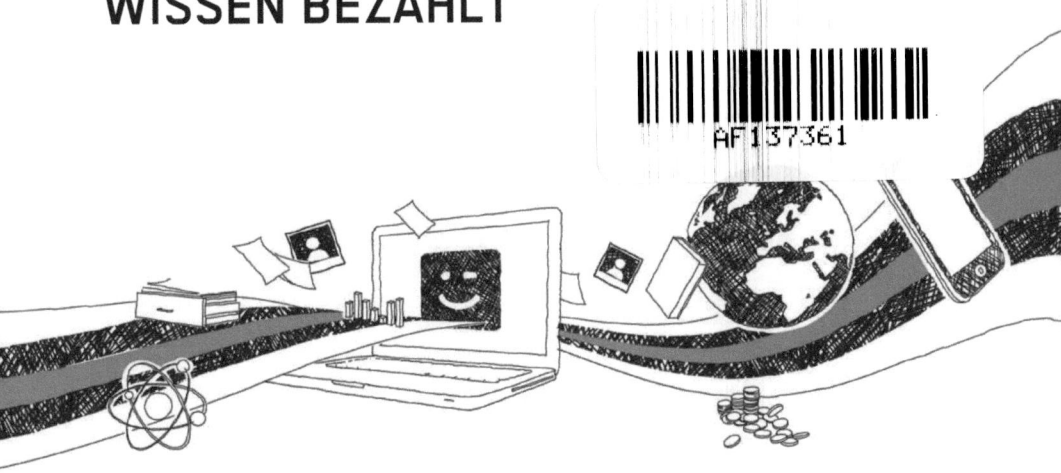

AF137361

- Wir veröffentlichen Ihre Hausarbeit, Bachelor- und Masterarbeit

- Ihr eigenes eBook und Buch - weltweit in allen wichtigen Shops

- Verdienen Sie an jedem Verkauf

Jetzt bei www.GRIN.com hochladen und kostenlos publizieren

G R I N ☺

Singen als Bewältigungsstrategie. Unterstützt Singen unsere psychische und physische Gesundheit?

Nathalie Hellmons

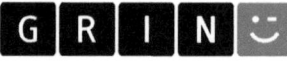

Bibliografische Information der Deutschen Nationalbibliothek:

Die Deutsche Nationalbibliothek verzeichnet diese Publikation in der Deutschen Nationalbibliografie; detaillierte bibliografische Daten sind im Internet über http://dnb.d-nb.de abrufbar.

ISBN: 9783346742131
Dieses Buch ist auch als E-Book erhältlich.

Druck und Bindung: Books on Demand GmbH, Norderstedt Germany
Gedruckt auf säurefreiem Papier aus verantwortungsvollen Quellen

Das vorliegende Werk wurde sorgfältig erarbeitet. Dennoch übernehmen Autoren und Verlag für die Richtigkeit von Angaben, Hinweisen, Links und Ratschlägen sowie eventuelle Druckfehler keine Haftung.

Das Buch bei GRIN: https://www.grin.com/document/1282448

MSH Medical School Hamburg
University of Applied Sciences and Medical University

Fakultät Gesundheit

Bachelorstudiengang Expressive Arts and Social Transformation

Hausarbeit

Singen als Bewältigungsstrategie –
Unterstützt Singen unsere psychische und
physische Gesundheit?

vorgelegt von: Nathalie Hellmons

vorgelegt am: 31.03.17

Modulbezeichnung: Wahrnehmungs- und Gesundheitsförderung M10

Zusammenfassung

Diese Hausarbeit beschäftigt sich mit dem Thema Singen als Bewältigungsstrategie. Im Hauptteil wird näher beschrieben wie Singen als eine Bewältigungsstrategie verstanden werden kann und welche psychischen und physischen Prozesse in unserem Körper beim Singen in Bewegungen gesetzt werden. Im Schlussteil werde ich die Frage beantworten, ob Singen unsere psychische und physische Gesundheit fördert und ob es als eine sinnvolle Strategie der Bewältigung in schwierigen Lebenssituationen genutzt werden kann.

Inhaltsverzeichnis

1. Einleitung

In dieser Hausarbeit beschäftige ich mich mit dem Thema Singen als Bewältigungsstrategie – Unterstützt Singen unsere seelische und körperliche Gesundheit? Grund der Themenauswahl ist, dass ich selber schon von klein auf immer viel gesungen habe. Musik zu hören und vor allem selber zu singen, sei es für mich alleine in meinem Zimmer, beim Gesangsunterricht, im Chor oder im Musikunterricht, hat mir oft sehr viel Trost gespendet und mich glücklicher gemacht. Ich konnte viele Gefühle durch das Singen verarbeiten und habe mich danach immer besser gefühlt. Selbst in traurigen Momenten hat es mir geholfen mit meiner Gefühlswelt klar zu kommen. Es vergeht in meinem Leben kaum ein Tag an dem ich nicht singe. Anlässlich meiner Studienvertiefung Musik, war es mir wichtig in dieser Hausarbeit heraus zu finden, ob es nur mir mit dem Singen so ergeht oder auch andere Menschen und ob auch sie in schwierigen Lebenssituationen von ihrer Stimme profitieren können, wenn sie diese beim Singen zum Einsatz bringen.

Im ersten Teil dieser Arbeit beleuchte ich, warum das Singen für uns Menschen von Bedeutung ist. Was dabei in unserem Körper ausgelöst wird, welche chemischen Prozesse in Gang gesetzt werden und ob das Singen tatsächlich gesundheitsfördernd ist, bearbeite ich im zweiten Teil. Anschließend gehe ich darauf ein, ob Singen als Bewältigungsstrategie verstanden werden kann und hilfreich in schwierigen Lebenssituationen ist. Zu guter Letzt werde ich Antwort auf, die eingangs gestellte Frage geben.

2. Warum Singen wir? - Die Bedeutung des Singens für den Menschen in der Geschichte

In alle Kulturen und Zeitaltern der menschlichen Geschichte wurde musiziert und gesungen. Es ist gibt keine Kultur, in denen es nicht in irgendeiner Form Musik gab. Man kann sagen Musizieren und singen sind natürliche menschliche Verhaltensweisen. Selbst in unserem technischen Zeitalter konsumieren fast alle Menschen Musik, wenn doch es heute nur noch von kleineren Gruppen aktiv produziert wird (Bossinger, 2006). Der Mensch scheint Musik und Gesang gezielt als Hilfe einsetzten zu können, um sein psychisches Gleichgewicht aufrechtzuerhalten oder wiederherzustellen und damit eingehend körperliche Anregungen oder Entspannung zu erfahren (Adamek, 2008).

„Die Wiege der Musik liegt in der Wiege" (Bossinger 2006, S.49). Wenn Mütter mit ihren Babys kommunizieren benutzen sie unbewusst eine melodie- und gefühlsreiche Form, was als „Babytalk" oder „motherese" bezeichnet wird. Auch die Säuglinge verfügen schon über eine große Kompetenz sich durch Anpassung von stimmlichem Timbre, Tempo, Kontur und Melodie auf ihre Mutter stimmlich einzuschwingen. Dies ist eine überlebenswichtige Fähigkeit der Neugeborenen, da sie so ihre Bedürfnisse, wie Hunger, Trost, Zuwendung, Hilfe bei Unbehagen und Frustration effektiv kommunizieren können. Dieses Singsang Duett zwischen Mutter und Baby untermauert die soziale Bedeutung von vorsprachlicher Kommunikation, die quasi ein musikalisches aufeinander einstimmen ist und einer Choreografie ähnelt. „Die Wissenschaftlerin Ellen Dissanayake vermutet in diesen fürsorglichen „Bindungs-Duetten" zwischen Müttern und Babys den Ursprung der Musik überhaupt" (Bossinger 2006, S.49). Die Anfänge von Musik liegen demnach in dem musikalischen Duett zwischen Mutter und Baby. Für diese Hypothese spricht, dass alle Wiegenlieder aller Weltkulturen große Ähnlichkeiten in der Grundstruktur aufweisen, also offenbar genetisch in uns Menschen verankert sind. Die menschliche Phase der Abhängigkeit und Hilflosigkeit ist sehr lang im Vergleich zu anderen Primaten, daher sind alle stärkenden Einflüsse auf die Bindung zwischen Mutter und Kind ein klarer Überlebensvorteil, so Bossinger (2006). Vor allem bei Frühgeborenen ist der Klang der mütterlichen Stimme ein Überlebensvorteil, die lebensnotwendigen Funktionen wie Atmung und Herzrate sind oft noch sehr instabil. Durch den Klang der Stimme der Mutter wird oftmals die Hirndurchblutung gefördert und damit eine höhere Sauerstoffversorgung im Gehirn geleistet.

Die Entstehung der menschlichen Sprache fing wahrscheinlich ähnlich an, wie unsere gesangliche, melodische Art mit Babys bzw. als Baby zu kommunizieren. Vor etwa 2 Millionen Jahren legte der sogenannte „Homo Habilis"- ein Vorläufer des modernen Menschen höchst wahrscheinlich mit seiner Gesangskunst den notwendigen Grundstein für die spätere Entwicklung der menschlichen Sprache

(Bossinger, 2006).

Der Spezialist für Evolution Urs Boerschenstein bezeichnet die Musik als die frühste gemeinsame Sprache. Es gibt vieles, was dafür spricht, dass der Gesang älter ist als der moderne Mensch. Wahrscheinlich praktizierten auch unsere Vorfahren die Hominiden schon Gesang und Musik. Damit sie Handlungs- und Überlebensfähig bleiben konnten, mussten sie Konflikte und Spannungen in der Gruppe besänftigen. Dafür eignet sich das Musizieren und Singen sehr gut. Gesangliche Rituale sind ideal um soziale und emotionale Prozesse innerhalb einer Gruppe zu strukturieren und zu steuern (Bossinger, 2006).

3. Auswirkungen des Singens auf die psychische und physische Gesundheit

3.1 Das Vegetative Nervensystem und Stress

Unser vegetatives Nervensystem wird von zwei Hauptästen gesteuert: dem Parasympathikus und Sympathikus die mit dem Gehirn zusammen alle wesentlichen Anpassungsprozesse an sich verändernde Umweltbedingungen regulieren. Das sympathische Nervensystem mobilisiert uns für Handlungen und Aktionen in dem es die Hormone Adrenalin und Nordamin in den Nebennieren ausschüttet, die Atem- und Herzfrequenz erhöht und Zuckerreserven in der Leber freisetzt zur Erhöhung der Energieversorgung. Der Parasympathikus übernimmt die umgekehrte Aufgabe. Er leitet eine Vielzahl entspannender Wirkungen ein, die den Körper sich regenerieren und erholen lassen – also Vorgänge, wie Verlangsamung der Herzfrequenz, Senkung des Blutdrucks, Entspannung der Skelettmuskulatur, langsamere Atmung und Gehirnwellen.

Für unsere seelische und körperliche Gesundheit ist das Zusammenspiel dieser beiden Nervensysteme von sehr großer Bedeutung. Wenn wir nicht mehr in der Lage sind unseren Organismus von einem Belastungszustand zu befreien, geraten wir in einen Dauerstress, der sehr fatale Folgen für unsere Gesundheit haben kann. Gestresste Menschen sind viel anfälliger für Infekte, Magengeschwüre, Bluthochdruck und Herzinfarkte. Gerade Singen kann uns helfen dem vorzubeugen, da zwischen unserer Kehlkopfmuskulatur und dem parasympathischen Vagusnerv eine direkte Verbindung besteht. Auch die beim Singen beanspruchten Vorgänge der Atmung und des Muskeltonus beeinflussen direkt vegetative Prozesse und das Gehirn.

3.2 Die Atmung

In vielen altertümlichen Kulturen und Religionen, wie zum Beispiel im Judentum, Hinduismus/ Sanskrit, in der chinesischen Medizin und im alten Ägypten glaubte man schon damals daran, dass der Atem einen Zugang zu einer heilenden Lebensenergie hat. Daher entwickelten viele dieser Kulturen Atemlehren, um ihre Gesundheit zu verbessern oder die spirituelle Entwicklung zu fördern. Stress und seelische Probleme haben eine unmittelbare Auswirkung auf unsere Atmung. Unsere natürliche Atmung wird flacher und beschleunigt sich, wir können nicht mehr aus voller Kapazität aus unserer Lunge schöpfen, wenn wir unter Stress stehen. Wir „halten die Luft an", um Gefühle zu verdrängen oder „uns stockt der Atem", weil etwas Beängstigendes passiert. So kommt es, dass wir immer mehr unseren natürlich fließenden Atemfluss verlieren, der bei Kindern noch naturgemäß vorhanden ist (Bossinger, 2006). Das Singen allgemein und vor allem von Mantras und Chants verlängert unseren Prozess der Ausatmung und macht unseren Atemstrom insgesamt gleichmäßiger. Es ist, wie ein Training für das Lungengewebe und die Atemmuskulatur, die dadurch elastisch bleiben. Das gleichmäßig strömende Ausatmen kann Muskelverspannung und Verkrampfungen sanft lösen. Zugleich wird besonders unsere Zwerchfellmuskulatur trainiert. Durch die tiefe Vollatmung werden unsere Organfunktionen in der Bauchregion stimuliert und angeregt. Außerdem weist Bossinger darauf hin, dass ein gründliches Ausatmen, so wie wir es beim Singen praktizieren, uns helfen kann, den Körper zu entschlacken, zu entsäuern und zu entgiften.

3.3 Das Herz

Bossinger (2006) erklärt, dass die „Schwingungsbreite" der Herzfrequenz - die Herzratenvariabilität ein wichtiges Kriterium ist, um die Gesundheit und die Leistungsfähigkeit des Herzens festzustellen. Dies bezeichnet die Fähigkeit unseres Herzens, die zeitlichen Abstände der Herzschläge kontinuierlich zu verändern, jeweils in Abhängigkeit an erforderliche Umweltbedingungen und Belastungen. Bei Kindern ist die Herzratenvariabilität noch sehr ausgeprägt. Mit zunehmendem Alter nimmt sie jedoch immer weiter ab. Die starke Ausprägung der Herzratenvariabilität ist sozusagen ein Ausdruck von optimaler Gesundheit. Wenn wir singen schwingt unser Herz auf heilsame Art und Weise mit, wenn wir, gesangstechnisch gesehen, die richtigen Töne und Melodien singen (Bossinger, 2006). Unser Herz reagiert auf Veränderung der musikalischen Tempi und kann sich mit musikalischen Rythmen synchronisieren. Singen besitzt eine starke Kraft uns in Zustände der „Flow"-Erfahrung zu versetzten und in Kontakt mit Gefühlen wie Freude und Liebe zu bringen. Bei diesen Erfahrungen wird ein optimales harmonisch-kohärentes Spektrum im Elektrokardiogramm (EKG) – der sogenannten „Herzkohärenz" aufgezeichnet. Das vegetative Nervensystem ist in diesem Zustand im Gleichgewicht. Sympathikus und Parasympathikus wechseln sich zwischen einem Beschleunigen und Abbremsen der Herzfrequenz harmonisch ab und die Herzratenvariabilität nimmt hierbei enorm zu. Dagegen zeigen sich bei Depressionen, Zuständen von Stress, Wut, Angst und anderen negativen Gefühlsenergien und sogar unmittelbar nach negativen sozialen Interaktionen inkohärente Spektren mit einer reduzierten Herzratenvaribialität.

3.4 Stärkung des Immunsystems

In einer Studie mit krebskranken Kindern konnte nachgewiesen werden, dass Gesang unser Immunsystem stärkt. Die Produktion von dem Anti-Körper Immunglobulin A, der krankmachende Eindringlinge an den Schleimhäuten von Nase, Rachen und Darm abwehrt, wird durchs Singen gefördert. Stress und Ärger haben negative Auswirkung auf unser Immunsystem (Bossinger 2006). Positive Emotionen, wie Glück oder Freude stehen in direkter Verbindung mit einer erhöhten Produktion an Immunglobulin A. Die Einheit von Körper und Seele kann man beim Singen unmittelbar erleben und auch wissenschaftlich nachgemessen werden. Interessant daran findet Bossinger, dass die Einflüsse auf das Immunsystem sehr lange anhalten, wenn sie mit positiven Gefühlszuständen verbunden sind.

4. Singen als Bewältigungsstrategie

4.1 Musik und Gesang gegen physische Schmerzen

Unser Körper kann seine eigene Medizin gegen Schmerzen produzieren. Bei dem produzierten Stoff handelt es sich um Endorphine (=Kurzform für „endogene Morphine"), ein wichtiger Überlebensmechanismus, der in enger Wechselwirkung mit unserem Stresshormonen steht. Je größer ein Schock oder ein Schmerz ist, desto mehr Endorphine werden freigesetzt. Es hat eine antidepressive Wirkung auf uns, die im Gegensatz zu Medikamenten keine Nebenwirkungen haben (Bossinger, 2006). Beim Musizieren und singen kann die Ausschüttung von Endorphinen wirksam ankurbeln. Nach Bossinger (2006) hat Singen daher eine schmerzlindernde Wirkung auf uns. Gerade Hebammen und Gynäkologen setzten daher Gesang und Tönen in der Schwangerschaft und während der Geburt ein um eine schmerzlindernde, entspannende und dämpfende Wirkung zu erreichen. *„Nach einem Unfall habe ich erst gestöhnt, gesprochen und nach einiger Zeit gesungen. Dann war der körperliche Schmerz nicht so stark"* (Adamek 2008, S.79). *„Ich war sehr krank. Hatte über 40 Grad Celsius Fieber. Kurz vor Weihnachten, und alleine in meiner Studentenbude. Hatte Angst vor der Krankheit (Hirnhauteinzündung) und empfand Schmerz, alleine damit fertig werden zu müssen. Dann fing ich an zu singen, religiöse Lieder, und empfand Befreiung. Ab da ging das Fieber runter"* (Adamek 2008, S.79). Diese beiden getroffenen Aussagen von zwei Befragten Adameks Studie zeigen, dass Singen eine schmerzlindernde und heilende Wirkung haben kann.

4.2 Integration positiver überschießender Gefühlsenergien bei Glück etc.

Genau wie negative Gefühlserfahrungen müssen wir in unserem Nervensystem auch positive Gefühlsenergien verarbeiten, wie Glück Freude, Tatendrang, aber auch Unruhe erzeugende Erwartungsfreude etc. (Adamek, 2008). Über 80% der Befragten beantworteten positiv, dass sie „wenn sie glücklich und freudig sind", alleine singen. Demnach fühlt sich auch die überwiegende Mehrheit der Gruppe, die von sich sagt, dass sie nicht gerne singt, durch eine glückliche Stimmungslage zum Singen angeregt. Dies ist ein Beleg, der darauf gedeutet werden kann, dass durchs Singen ein fundamentales Ausdrucksbedürfnis befriedigt wird, dass auch über Hemmschwellen hinweg seinen Ausdruck findet. Die freien Antworten zum Singen bei „Glücks"-Gefühlen wurden auffallend weniger vielfältig und differenziert beschrieben, wie die negativen Stimmungen. Adamek (2008) schließt daraus, dass Singen in Glückssituationen funktional ist für die Integration übersprudelnder Gefühle, was oft spontan und unbewusst geschieht und darum wahrscheinlich seltener beachtet wird. Durch das Singen wird das Glücksgefühl zwar transformiert, aber nicht gleichermaßen qualitativ verändert, wie es bei negativen Gefühlen beschrieben wird: dass man sich aus einer schlechten Laune in eine gute Laune singt.

4.3 Integration negativer, lähmender Gefühlsenergien bei Angst und Verspannung

Das beim Singen ausgeschüttete Hormon Oxytocin, welches auch das „Schmuse-" oder „Bindungs-Hormon" genannt wird ist ein wunderbares Heilmittel. Es breitet sich im ganzen Körper aus und nimmt Einfluss auf Blutdruck, die Herzfrequenz und sogar das Aggressionsverhalten. Außerdem lässt es unsere Schmerzschwelle steigen und die Stresshormone sinken, was zu einer Linderung von Angst und Depression führt (Bossinger, 2006). Diese entspannende Wirkung beschreiben 40% der Befragten in der Studie von Adamek (2008) in der er Lehramtsstudenten zu ihren Alltäglichen Singverhalten befragte. Etwa dreiviertel der Befragten gaben an, dass sie als Kinder, meistens unbewusst anfingen zu singen, wenn sie alleine in den Keller gehen mussten oder ein Waldstück alleine entlang gingen und sie sich dadurch mutiger fühlten. Auch Erfahrungen im Erwachsenen Alter werden geschildert, wie zum Beispiel das Singen bei Prüfungsangst oder bei Angst in der Dunkelheit. Es half den Studenten in Angstsituationen bedrückende Gedanken zu unterbrechen, verkrampftes Verhalten aufzulösen und, wie am häufigsten geschildert, sich selber zu beruhigen nach aufregenden Situationen.

4.4 Singen als Energetisierung bei Depressionen

Wie ein antidepressives Medikament nicht bei allen an Depression leidenden

Menschen wirkt, spricht auch Singen manche stärker, andere aber auch gar nicht an, erklärt Bossinger (2006). Gerade für an Depression Erkrankte ist es sehr schwer einen erneuten Zugang zur Musik zu bekommen. Viele Patienten Schildern, dass sie seit längerer Zeit keine Musik mehr hören wollen. Bossinger geht davon aus, dass Musik zu viele Gefühle aufwühlt, oder - genau umgekehrte – daran, dass die Erkrankten beim Musikhören merken, nichts mehr empfinden zu können. Zu Singen ist auch eine große Herausforderung für Menschen mit Depressionen, da sie in depressiven Episoden sehr schlechte Stimmung haben und ihnen daher nicht zum Singen zu Mute ist. Bossinger hat heraus gefunden das diese Schwelle oft bei Patienten überwunden werden kann mit dem Singen des Lieblingsliedes, das positive Gefühle und Erinnerung wecken kann. Trotzdem sollte die Hürde, die eine unter Depression leidende Person nehmen muss, nicht unterschätzt werden. Für sie ist schon die Äußerung eines Liedwunsches ein wichtiger Schritt aus dem depressiven Rückzug (Bossinger, 2006). Zudem laufen in ihren Kognitionsstrom oft negative, selbstentwertende innere Gedanken mit ab, die einen Wechsel der Stimmung nachhaltig sabotieren. Gedankenströme können Bossingers Meinung nach beim Singen unterbrochen werden. Singen ist jedoch kein Allheilmittel und es gibt auch Menschen, die keinen Zugang zum Singen bekommen – oft aufgrund negativer Vorerfahrungen. Dies ist auch zu respektieren, betont Bossinger. Oft beschreiben sie einen Zustand der Gefühlslosigkeit und es fällt ihnen schwer Gefühle wahrzunehmen. In einer Gruppentherapie mit Patienten von Bossinger ist eine unter Depression leidende Patientin in einen Gefühlsfluss kommt, als die Gruppe ein von ihr ausgewähltes Lied sang. Während alle das Lied sangen fing die Frau plötzlich an zu weinen. Sie erklärte danach, dass sie dieses Lied bei der Beerdigung ihres Mannes das letzte Mal gehört hatte. Die anderen Patienten nahmen nicht nur Anteil an ihrer Schilderung, sie wirkten auch sichtlich berührt, da das Thema auch Bezug auf ihre eigene Lebensgeschichte hatte. So wurde dem Thema Raum gegeben und immer mehr Patienten teilten ihre Geschichte mit. Die Patientin litt schon seit sehr langem unter dem Verlust ihres Ehemannes und musste einen neuen Halt im Leben finden. *Das Singen konnte ihr dabei helfen, dass verdrängte Gefühle wieder ins Fließen kommen konnten. Dies ist ein sehr wichtiger Schritt aus einer Depression heraus zu kommen* (Bossinger, 2006). Eine andere Patientin beschreibt, wie auch ihr es durchs Singen möglich ist intensiven Kontakt mit ihren

Gefühlen aufzunehmen und wie durch die Wechselwirkung zwischen Singen, Wahrnehmung und Tanzbewegung ein Regulierungsprozess einsetzt, der in einem positiven Energiefluss mündet: „Das Singen wirkt bei mir unmittelbar als Kanal, um auf schnelle Weise zu ganz tiefen Emotionen vorzudringen. Sowohl Freude als auch Schmerz spüre ich sehr deutlich ohne große Umwege über Gedanken und Gespräche. Durch die Bewegungen kommen diese Gefühle in Fluß, können sich verwandeln und geben letztendlich Kraft..." (Bossinger 2016, S.187). Viele Patienten von Bossinger beschreiben, wie das Singen ihnen verhilft vom Denken ins Fühlen zu kommen und sie innere Blockaden wahrnehmen, manche davon sogar überwinden können. Eine Patientin beschreibt ihre Gefühle wie folgt: "Nach dem Singen fühle ich mich freier, leichter, zufriedener. Ich fühle mich innerlich ausgeglichener..." (Bossinger, 2006). Auch die befragten Studenten von Adameks Umfrage bestätigen, dass sie singen, als bewusste Strategie nutzen, wenn sie schlechte Laune habe, sich niedergeschlagen fühlen oder mutlos. Singen als Strategie zur Stimmungswandlung bei schlechter Laune, depressiver Verstimmung, Langeweile oder Unsicherheit etc. ist ein verbreitetes Handlungsmuster, so Adamek (2008). Bei vielen Völkern werden schon seit vielen Jahren durch sogenannte Klagegesänge bewusst Trauer in gemeinsamen Ritualen beklagt und verarbeitet. Ein antikes Beispiel dafür sind die Klagegesänge der Jerremia, des jüdischen Volkes über die Trauer der Zerstörung Jerusalems. Milan Kuna hat in seinem Buch „Musik an der Grenze des Lebens" ein Fülle an Dokumenten zusammengetragen, die belegen, dass Musik für Häftlinge im Konzentrationslager in außergewöhnlichem Maß und im wörtlichsten Sinne ein existentielles Bedürfnis gewesen ist (Bossinger, 2006).

4.5 Integration negativer Gefühle – Wut, Ärger, Stress

Eine weitere wichtige Funktion des Singens besteht darin, ein Ventil für aufgestaute Gefühle zu bieten zu können. Eine Patientin, die Bossinger in der Musiktherapie kennenlernte, teilte ihm mit, dass es ihr helfe, wenn sie wütend sei über die ungerechte Behandlung ihres Chefs oder bei anderen frustrierenden Situationen, mit der Gitarre Protestlieder aus den siebziger Jahren zu singen. Bossinger beschreibt, dass seine Patientin dadurch ihren Frust rauslassen konnte anstatt ihn in sich „reinzufressen". Des Weiteren beschreibt die Patientin selber, dass sie sich nicht ohnmächtig und ausgeliefert fühlte und es ihr hinterher besser ging (Bossinger, 2006). Knapp die Hälfte der Befragten in der Umfrage von Adamek (2008) gaben an Singen als Strategie bei Ärger und Wut zu nutzen, 10% davon sogar sehr häufig. 40% nutzen es auch als Befreiung von Stress und Druck. Dazu wird oft mit Pop-Tonträgern mitgesungen, die nach Aussage der Befragten ihre Aggressionen kanalisieren können, um nicht blindwütig um sich zu schlagen. Diese Art des Singens scheint dem Grölen nahe zu kommen (Adamek, 2008). Die Befragungen erweisen vorrangig die Spannungsreduktion bei Wut, Ärger und Stress, die durch das Singen bei den Studenten erreicht wurde, wie auch dieser Erfahrungsbericht zeigt: „Wenn ich traurig oder aggressiv bin, singe ich sehr laut mit, wenn der Cassettenrecorder voll aufgedreht ist. Ich identifiziere mich meist mit den Texten, 'schreie' meine Laune heraus, habe dann das Gefühl, sie ausgedrückt zu haben, was so eine Art Spannungsreduktion bedeute" (Adamek 2008, S. 74). Es wurde auch oft eine sogenannte „zweite Phase" beschrieben, in der die Befragten über die Situation hinaus ihre jeweiligen Gefühle umwandeln konnten und dann ein Lied sangen, dass ihnen Hoffnung spendete. Wie bei dieser befragten Studentin: _Ich singe oft die Wut von der Seele und reagiere mich ab, dann folgt eine zweite Phase des Singens, in der ich neue Hoffnung schöpfe"_ (Adamek 2008, S. 75). Wut und Ärger scheinen es sehr schwer zu machen einen klaren Kopf zu bewahren und das Singen verhilft den meisten Befragten, wenn auch oft unbewusst diese Gefühle zu transformieren. Dabei werden sie nicht komplett von ihren Gefühlen „hinweggespült", sondern bekommen wieder einen klareren Kopf.

4.6 Körperliche Energetisierung

Nach Angaben Adameks (2008) Befragter scheint Singen als physische Energetitisierungsstrategie, bei Müdigkeit und Erschöpfung fast für alle von Bedeutung zu sein. Es wurde deutlich, dass das Singen eine „Energie auftankende" oder „Kraft schöpfende" Funktion hat. Die Befragten fühlten sich nach dem Singen kraftvoller und hatten das Gefühl über zusätzliche Energie zu verfügen. Sogar 15% der Befragten gaben an, Singen „manchmal" bis „oft" zu benutzen, um Müdigkeit zu überwinden und wieder zu Energie zu kommen. So bestätigen 30% die Aussage „Wenn ich nachts alleine Auto fahre, halte ich mich durch Singen wach" (Adamek 2008, S. 77). Es kann davon ausgegangen werden, dass der Anteil an Autobesitzern im Bevölkerungsdurchschnitt höher ist, als bei den studentischen Untersuchungsteilnehmern. Die Annahme, dass Singen Energie spendet wird auch durch die Existenz von Arbeitsgesängen sogenannten „Work-Songs" gestützt, die es in sehr viele Kulturen gibt. Naturvölker aus Afrika nutzen schon seit mehreren Jahren die Kraft von Arbeitsgesängen. Während ihrer gemeinschaftlichen, körperlich sehr harten Arbeit auf dem Feld stimmen sie gemeinsam Lieder ein, die ihnen das Arbeiten leichter macht. Die aus „call" und „response" bestehenden Lieder koordinieren ihren Arbeitsablauf und scheinen ihnen Freude an der Arbeit zu spenden, sagt Bossinger.

4.7 Singen als Medium der Selbstbegegnung und Empathieförderung

Singen ist für viele Menschen ein Mittel mit ihren eigenen Gefühlen in Kontakt zu kommen und ihre Stimmung bewusster wahrzunehmen. Rund die Hälfte der Befragten in Adameks Fragebogen (2008) gaben an, durchs Singen in den bewussten Kontakt mit ihren Gefühlen treten zu können. Entsprechend kann man Singen, als erkennende Selbstbegegnung betrachten. Adamek (2008) nimmt an, dass der Grad der Selbstreflexivität eines Menschen den Grad seiner Fähigkeit, den Lebensalltag zu bewältigen beeinflusst. Rund 70% der Befragten gaben an, dass sie ihre Gefühle intensiver wahrnehmen, wenn sie singen. So ergeht es 30% gleicher Weise mit traurigen Gefühlen. Wenn es um negative Gefühle geht scheint das Singen und die damit verbundene Selbstfindung bei den Befragten, mit der Relativierung der eigenen Probleme einher zu gehen. Man kann sagen: Menschen können offensichtlich durchs Singen unter bestimmten Bedingungen die Energie ihrer Gefühle nutzen, um diese in klareres Bewusstsein über sich selbst zu transzendieren (Adamke, 2008).

Der Forscher Tuomas Eerola untersuchte an der britischen Durham-Universität in einer Studie, woran es liegt, dass manche Menschen beim Hören melancholischer, schwermütig wirkenden Melodien intensive und angenehme Gefühle wahrnehmen und durch welche Charaktereigenschaft sich diese Menschen von denen unterscheiden, bei denen diese Musik negative Gefühlsenergien hervorruft. Die Ergebnisse der Forscher ergaben, dass positive Gefühlsausschüttung mit

12

Empathie zusammen hängt. So wurde bei den Probanden, die von der Musik gerührt waren nach einem „Charaktertest" als sehr empathisch eingestuft und andersrum die Menschen, die kaum oder gar nicht von der Musik berührt wurden auch kaum empathische Fähigkeiten hatten (Lips, Welt 2016). Etwas verallgemeinert formuliert ergab die Studie, dass Freude an Musik mit der Wahrnehmung der sozialen Umgebung verknüpft sein kann. Menschen die sensibel genug sind das Leid einer anderen Person zu spüren – und dies geschieht im übertragenen Sinn mit der Musik -, erfahren durch die Musik eine gewisse Form erbauender Genugtuung. Möglicherweise könnte die Ausschüttung der Hormone Oxytocin oder Prolactin für die positiven Gefühlsenergien verantwortlich sein. Denkbar ist auch ein rein psychologischer Effekt, beim dem das Ausleben sämtlicher Gefühlszuständen wie ein Training wirkt und sozusagen aus evolutionsbiologischer Sicht belohnt wird (Lips, Welt 2016). Auch Bossinger (2006) hat sich mit der Schaffung sozialer Verbundenheit auseinander gesetzt. Das gemeinsame Singen ist ihm nach ein ideales Mittel zur Schaffung sozialer Verbundenheit, dies kann man daraus schließen, dass wenn zwei oder mehr Menschen mit einander erfolgreich kommunizieren, sie sich ihren Frequenzspektren einander annähern. Beim Reden schwingen wir uns so zu sagen auf die gleiche „Wellenlänge" ein. Er unterstützt diese These auch mit den Forschungsergebnissen von Professor Lutz Neugebauer. Dieser hat herausgefunden,dass die Herzfrequenzen zweier Sänger/Spieler während musikalischer und stimmlicher Dialoge/ Improvisationen signifikante Übereinstimmungen haben. Die quasi zu Musik synchron verlaufenden Herzen der beiden Musiker spielten sozusagen parallel mit. „Vielleicht findet sich hier die Basis der Empathie, wenn zwei Herzen zusammen wie eines schlagen" (Bossinger 2006, S. 133).

5. Resümee

Es gibt viele Menschen, die Singen als Bewältigungsstrategie in schwierigen Lebenssituationen nutzen und davon profitieren können. Viele Befragte der Studie von Adamek (2008) sind sich über die positive Wirkung ihres alltäglichen Singverhaltens „oft" bewusst und nutzen es, wenn immer sie eine positive Stärkung brauchen. Selbst die Befragten denen ihr Singen und dessen Wirkung in manchen Situationen nicht bewusst ist antworten bei genauem Nachfragen, dass es ihnen nach dem Singen besser geht. Die offen gestellten Fragen des Fragebogens zeigten das die Befragten in vielen unterschiedlichen Situationen singen und es viele verschiedene positive Auswirkungen auf das seelische Wohlbefinden haben kann und auf ihre physische Gesundheit. Die Nachweise der Forschung die Bossinger in seinem Buch beschreibt beweisen, dass viele Regionen im Körper durchs Singen angesprochen werden und es sich positiv auf unseren Organismus auswirkt. Sowohl unser Nervensystem als auch unser Herz, unsere Atmung, unsere Gedankenströme und unser Immunsystems werden durchs Singen positiv beeinflusst. All diese Erkenntnisse erlauben uns, die eingangs gestellte Frage, ob Singen unsere psychische und physische Gesundheit unterstützt, positiv zu beantworten.

Es ist zu betonen, dass es nicht nur hilfreich für professionelle Sängerinnen und Sänger ist, sondern auch für Laien, die alleine für sich singen oder gemeinsam mit anderen in einer Gruppe. Es bedarf hier für also keiner Vorkenntnisse. Das Klischee das heutzutage in unserer Gesellschaft verankert ist - Singen nur denen zu überlassen die es auch „können" - sollte abgebaut werden. Das sagen Adamek und Bossinger beide in ihren Büchern. Es ist sehr Wünschenswert, dass sich unsere Denkweise übers Singen ändert, damit alle Menschen sich ermutigt fühlen mehr zu Singen und wir der Rückentwicklung des Singens in unserer Kultur entgegenwirken können. Ich habe die Hoffnung, dass sich dieses Bewusstsein der Menschen in unserer heutigen Gesellschaft wieder dahingehend verändert, dass alle Menschen Singen „dürfen".

Der Beweis für mich ist der neuste Trend des Rudelsingens, bei dem sich fremde Menschen aller Altersgruppen gemeinsam zu einer festen „Rudelsingen-Veranstaltung" treffen und in lockerer Atmosphäre zusammen Hits und Gassenhauer von damals bis heute singen (weitere Hinweise zum Rudelsingen, siehe Exkurs). Es ist anzunehmen, dass sich die Menschen in diesem Setting wohl fühlen, weil sie nicht im Mittelpunkt stehen, sondern mit viele anderen Menschen zusammen Lieder singen. Ich möchte jedoch noch mal darauf hinweisen, wie auch Bossinger bereits, dass es Menschen gibt, die zum Beispiel wegen schlechter Erinnerung ans Singen gar nicht dazu verleitet werden Singen als Bewältigungsstrategie zu nutzen. Dies ist auch zu respektieren.

Aus meiner eigenen Erfahrung sprechend ist es dennoch schwer, zu pauschalisieren, dass Singen bei Depressionen hilft. Wie eingangs erwähnt, habe ich schon seit meiner Kindheit gesungen und es half mir immer in schwierigen Situationen, doch ich kenne auch das Gefühl die Musik gar nicht mehr zu spüren. Während meiner eigenen Depressionen fiel es mir sehr schwer zu singen und damit wieder zurück zu mehr Lebensfreude zu kommen. Das mag aus psychologischer Sicht normal sein, dennoch hat es mich sehr geschockt, dass das was mir immer als Bewältigungsstrategie half meine Gefühle zu „kontrollieren" oder Traurigkeit zu transzendieren nicht mehr half. Im Gespräch mit einem Freund wurde mir dieses bestätigt. Auch er macht schon seit langer Zeit Musik und profitiert von der positiven Wirkung auf seine Emotion und auch er konnte während einer depressiven Phase keinen Zugang mehr zu Gefühlen durch Musik spüren. Das kann den Effekt hervorrufen, dass es einem noch schlechter geht. Ich möchte betonen, dass man als Betroffener einer starken Depression mehr Hilfe braucht und sich diese auch suchen sollte.

Singen kann viel in Bewegung bringen und es ist für mich selber das schönste auf der Welt ist, aber es ist wichtig zu erkennen, dass es viele Situationen im Leben gibt durch die man nicht alleine gehen kann und bei denen man Hilfe von anderen suchen sollte und annehmen muss damit es einem besser geht. Singen ist Lebensfreude und wir alle brauchen Lebensfreude um auch schwierigere Phasen in unserem Leben zu überstehen und zu verkraften.

Ich möchte diese Hausarbeit nun mit einem persönlichen Anliegen abschließen. Mir ist während der Recherche einmal mehr bewusst geworden, dass ich in meiner späteren Arbeit Lebensfreunde, Hoffnung und Stärke durch Musik und Gesang an andere Menschen geben möchte.

6. Exkurs -

Rudelsingen

Rudelsingen ist eine Veranstaltung, bei der sich verschiedenen Altersgruppen von Menschen treffen und in einer „lockeren" Atmosphäre zusammen „Hits" und Gassenhauer von damals und heute singen. Dabei werden sie live von einem

Pianisten und einem/einer SängerIN begleitet. Die Texte werden mit einem Beamer an die Wand projiziert, so dass jeder mitsingen kann. Diese Veranstaltung gibt es bereits in vielen verschiedenen Städten Deutschlands. (https://rudelsingen.de/)

Chor der Muffeligen

Der Chor der Muffeligen wurde 2013 für die Dreharbeiten zu der ARD Dokumentation „So was wie Glück – eine Reise mit Anke Engelke" gegründet. In dieser Dokumentation will die deutsche Moderatorin herausfinden was Menschen glücklich macht. Um herauszufinden, ob Singen dabei hilfreich ist, gründet sie ein Chor mit Menschen in schwierigen Lebenssituationen. Auch in diesem Versuch wird die These singen hat eine therapeutische Wirkung bestätigt (https://www.youtube.com/watch?v=swkNGbkbr04).

7. Quellenverzeichnis –

Literaturangaben

Adamek, K. (2008). *Singen als Lebenshilfe, Zu Empirie und Theorie von Altagsbewältigung* (4. Aufl.). Münster: Waxmann Verlag GmbH

Adamek, K. (1969). *Singen als Alltagsbewältigung - Ergebnisse eines empirisch-psychologischen Forschungsprojektes als Argumente für eine "Erneuerte Kultur des Singens"*. Augsburg: Dr. Bernd Wißner

Bossinger, W. (2006). *Die heilende Kraft des Singens* (2. Aufl.). Battweiler: Traumzeit-Verlag

Internetquellen

Lips , M., (21.09.2016). Wenn traurige Musik, wie eine Glücksdroge wirkt. Aufgerufen von: https://www.welt.de/gesundheit/psychologie/ article158284425/Wenn-traurige-Musik-wie-eine-Gluecksdroge-wirkt.html, am 21.03.17, 15:15h

DER WESTEN – vom 28.04.2015 – Autorin: Susanne Schild. Seit Zehn Jahren hilft singen gegen Kummer. Aufgerufen von: http://www.derwesten.de/staedte/ witten/seit-zehn-jahren-hilft-singen-gegen-den-kummer-id10616573.html - am 4.3.17, 16:40h

BEI GRIN MACHT SICH IHR WISSEN BEZAHLT

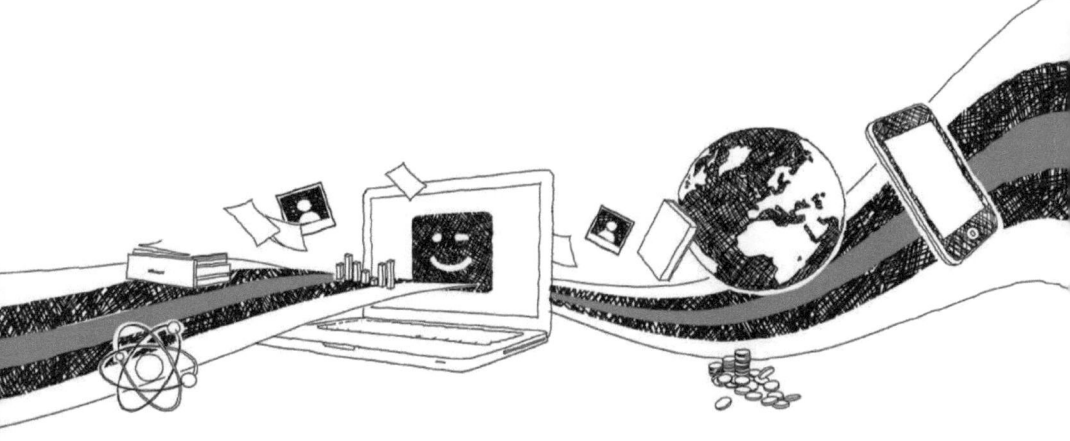

- Wir veröffentlichen Ihre Hausarbeit,
  Bachelor- und Masterarbeit

- Ihr eigenes eBook und Buch -
  weltweit in allen wichtigen Shops

- Verdienen Sie an jedem Verkauf

Jetzt bei www.GRIN.com hochladen
und kostenlos publizieren

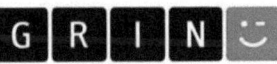